AF312467

QUELQUES FAITS

POUR SERVIR A L'HISTOIRE

DES

PLAIES PÉNÉTRANTES

DE L'ARTICULATION DU GENOU

PAR

LE Dr A. GAYET

Chirurgien titulaire de l'Hôtel-Dieu de Lyon.

LYON

ASSOCIATION TYPOGRAPHIQUE

C. RIOTOR, RUE DE LA BARRE, 12

1875

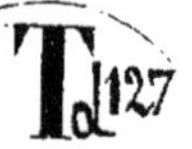

DES PLAIES PÉNÉTRANTES

DE L'ARTICULATION DU GENOU

(Extrait du Lyon Médical).

QUELQUES FAITS

POUR SERVIR A L'HISTOIRE

DES

PLAIES PÉNÉTRANTES

DE L'ARTICULATION DU GENOU

PAR

LE Dr A. GAYET

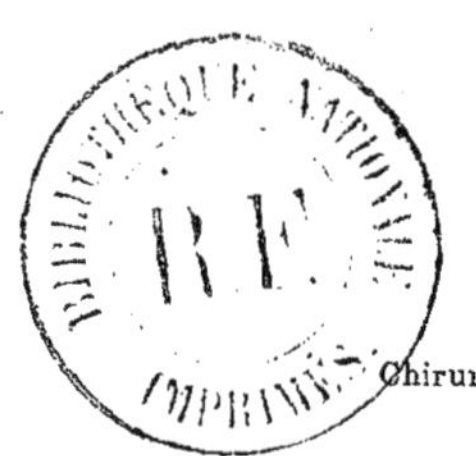

Chirurgien titulaire de l'Hôtel-Dieu de Lyon.

LYON

ASSOCIATION TYPOGRAPHIQUE

C. RIOTOR, RUE DE LA BARRE, 12

1875

QUELQUES FAITS

POUR SERVIR A L'HISTOIRE

DES

PLAIES PÉNÉTRANTES

DE L'ARTICULATION DU GENOU

Les plaies pénétrantes de l'articulation du genou ont une gravité bien différente suivant qu'elles présentent ou non des complications. Assez bénignes dans le premier cas, elles peuvent être si graves dans le second, qu'elles exigent, soit une mutilation des membres, soit une intervention chirurgicale pleine de dangers. Entre ces deux extrêmes, il existe une foule de degrés intermédiaires qu'il est bon de déterminer autant que possible, pour en déduire des règles thérapeutiques qui puissent guider le chirurgien.

Il va sans dire que nous n'avons pas, dans cette étude, la prétention de poser des règles fixes : nous avons une trop longue expérience en cette matière pour nous bercer d'une semblable illusion, et toutes les réserves posées par Boyer, Velpeau, les auteurs du *Compendium*, Ollier et tant d'autres, ne cesseront jamais d'être nécessaires. Cependant il nous semble que les faits, en se multipliant, finiront par laisser se dégager quelque chose de vrai et d'utile.

Par le fait, les plaies qui nous occupent sont assez rares, si nous négligeons toutes celles qui accompagnent les grands traumatismes du membre inférieur, et qui tirent leur caractère de circonstances autres que celle de la pénétration dans l'article.

Pendant douze ans de pratique dans un grand hôpital, nous en avons recueilli huit observations, assez variées dans leurs détails et leur marche pour nous permettre un tableau assez complet de ce genre de traumatisme.

Tous les chirurgiens sont d'accord qu'une plaie pénétrante de l'articulation du genou, faite par un instrument piquant, doit, si elle est exempte de complication, et si elle est traitée par le repos et l'occlusion, guérir heureusement et en quelques jours. En ceci, elles sont semblables aux plaies pénétrantes simples des grandes cavités séreuses, qui se cicatrisent d'ordinaire promptement et sans danger.

Les observations qui démontrent ce fait sont très-nombreuses dans la science, et je n'ai pas à en citer ici ; je me bornerai à rappeler cet axiome thérapeutique : Que toute plaie pénétrante ou supposée telle de l'articulation du genou doit être traitée par l'occlusion et l'immobilisation du membre. Enfreindre ce principe, c'est s'exposer aux plus graves conséquences, et c'est pour l'avoir méconnu que l'on voit quelquefois de simples piqûres de l'article entraîner l'arthrite aiguë, avec ses dangers pour la vie ou les fonctions de la jointure.

Les deux observations suivantes sont bien faites pour montrer la filiation des accidents et les moyens qu'on peut leur opposer.

Obs. I. — Un vigneron de quarante-cinq à cinquante ans était occupé à tailler la vigne avec une serpette, instrument recourbé en pointe aiguë et que tout le monde connaît. Dans un mouvement faux, l'instrument vint frapper de sa pointe le genou droit au niveau du condyle interne du fémur, où il fit une plaie de 15 millimètres environ. Il sortit aussitôt un liquide filant que le malade compare à du blanc d'œuf et qui n'était autre que de la synovie. Notre paysan ignorant l'importance de ce signe et la gravité de sa blessure, n'y fit qu'une médiocre attention et continua de marcher; cette plaie n'était d'ailleurs pas douloureuse. Pendant quatre jours les choses se passèrent assez bien, mais au bout de ce temps le genou se tuméfia, devint chaud, la fièvre s'alluma, et un liquide séro-purulent s'échappa à travers la plaie.

Un médecin appelé auprès du malade reconnut la gravité du cas, et nous l'adressa à l'Hôtel-Dieu.

Malgré la suppuration évidente de la jointure nous crûmes pouvoir traiter ce genou en l'immobilisant au moyen d'un bandage silicaté, auquel nous fîmes un trou pour laisser échapper la suppuration. Grâce à ce traitement, les accidents s'amendèrent, la douleur se calma et disparut, l'état général, après quelques alternatives, se raffermit, et enfin après deux mois de repos complet nous eûmes la satisfaction de voir la suppuration tarir et la plaie se cicatriser. Un fait même se produisit alors qui frappa notre attention. Le genou était resté gonflé et d'une façon d'autant plus apparente que les muscles de la cuisse, comme cela arrive en pareil cas, s'étaient très-fort amaigris. Ce gonflement nous donnait à craindre que les accidents ne fussent point terminés, nous n'osions engager le malade à marcher. Néanmoins, après avoir constaté qu'il n'y avait plus de douleur au toucher, qu'on pouvait faire exécuter sans douleur quelques mouvements angulaires, nous nous décidâmes un jour à faire lever notre malade, et grande fut notre satisfaction en constatant de traumatisme, je serai très-sobre de conseil, et je renverrai à ce qu'ont dit à ce sujet Boyer, Velpeau, les auteurs du *Compendium*, Ollier, etc., etc.

Je passe immédiatement à un troisième ordre de faits. Il s'agit d'une piqûre ayant pénétré l'article et atteint le fémur, ou en d'autres termes d'une plaie pénétrante par piqûre, avec complication aussi légère que possible.

Obs. III. — J. G..., vingt ans, domestique, montait l'échelle d'un fenil, tenant en main une fourche, dont les dents étaient dirigées en bas. Tout à coup, le manche de la fourche est arrêté par un obstacle, et le genou gauche qui se portait sur un échelon supérieur vient se présenter à la pointe acérée de la dent qui y pénètre profondément au-dessus de la rotule. Aussitôt, douleur très-vive, qui n'empêcha cependant pas le malade de gagner son lit. Pendant la nuit, des douleurs plus intenses éclatent encore, le genou se tuméfie, et après quelques essais infructueux pour se lever, le malade est obligé de se recoucher et on lui place des sangsues sur le genou. Après huit jours passés dans le repos absolu, mais sans amélioration, J. G... entre dans mon service, salle Saint-Louis, n° 87.

Ce garçon à la visite avait son genou fléchi à angle obtus, tuméfié par un épanchement considérable, et extrêmement douloureux, soit à la pression, soit lorsqu'on veut lui imprimer des mouvements. L'état général est assez satisfaisant, cependant il y a le soir un peu de fièvre et de l'insomnie. C'était bien là une arthrite commençante consécutive à une plaie pénétrante. J'attribuai cette douleur si vive dès le début et la promptitude des accidents à ce que le fémur a dû être assez profondément piqué par la fourche, et les commémoratifs ne permettent pas de supposer qu'il en ait été autrement.

Quoi qu'il en soit, je songeai à remplir deux indications : 1° vider l'articulation ; 2° immobiliser le membre. La première fut remplie par une aspiration capillaire qui soutira environ 100 gr. d'un liquide encore filant mais très-louche et qui laissa un dépôt considérable de globules purulents au fond du verre où il fut recueilli. Notons qu'il ne contenait pas un globule sanguin. L'immobilité, à son tour, fut obtenue par un appareil solide au silicate de potasse avec très-peu de coton soigneusement moulé. Dès le lendemain, la température descendit de 38°,5 à 37°,5 où elle resta ; la douleur disparut.

Le dix-neuvième jour, l'appareil est enlevé; le genou tuméfié encore, est ponctionné de nouveau. Environ 60 grammes d'un liquide encore louche sont retirés, puis le bandage est replacé.

Quarante jours après l'accident, le 10 novembre, l'appareil est définitivement enlevé, mais les mouvements sont très-restreints. Le mois de novembre est employé à les rétablir, et le 6 décembre, le malade quitte l'Hôtel-Dieu marchant presque sans raideur. Le traitement a duré trois mois.

Ici, nous n'avons pas d'imprudence au début, et pourtant les accidents ont marché avec une extrême rapidité, ce qui tient, j'en suis convaincu, à une complication du côté de l'os. L'épanchement non sanguin, notons-le, s'est fait avec une extrême rapidité, il a tourné au louche promptement, mais grâce à l'immobilisation et à la soustraction du liquide, les accidents ont été enrayés. La guérison, achetée il est vrai par trois mois de repos, a été complète.

Je me félicite beaucoup d'avoir employé, dans ce cas, la ponction capillaire avec l'aspiration, et je conseillerai d'y recourir en pareille circonstance, bien que je n'aie vu ce moyen thérapeutique conseillé par aucun des auteurs qui ont traité des plaies articulaires.

Une quatrième observation se rapporte à une complication des plus considérables et en même temps des plus fréquentes dans les pénétrations du genou ; à ce titre elle me semble d'un haut intérêt.

Obs. IV. — F. T..., âgé de vingt ans, faisait le 17 avril 1874 une partie de vélocipède ; entraîné à une descente sans pouvoir se retenir, il fut précipité contre un mur, que son genou droit, fortement fléchi, heurta comme un bélier. La rotule fut fracturée en éclats à la façon d'une brique sur laquelle aurait frappé un lourd marteau, et par malheur la peau elle-même fut déchirée sur une étendue de 2 centimètres et demi.

Le malade fut apporté à l'Hôtel-Dieu le soir même, et le 18 au matin, c'est-à-dire dix-huit heures après l'accident, je lui donnai les premiers soins. Je constatai dès l'abord les lésions que j'ai signalées, et je pus mettre mon doigt dans le foyer de la fracture rotulienne. Il va sans dire que je ne poussai pas loin mon exploration, mais elle suffit à me convaincre que la plaie était largement pénétrante.

Le cas était grave, et à ne s'en rapporter qu'aux règles classiques il fallait ou réséquer ou amputer ; mais je ne saurais dire qu'elle fut ma répugnance à mutiler un beau jeune homme de vingt ans, et je me décidai à conserver, en plaçant le membre dans un appareil immobilisateur aussi parfait que possible.

Je ne touchai pas la plaie et je mis tous mes soins à faire un bandage aussi exactement appliqué et aussi dur que possible. Je le fis remonter tout près de l'aine, car je crois cette disposition nécessaire pour bien immobiliser le genou.

Pour plus de précaution, je plaçai le malade muni de son bandage dans une grande gouttière de Bonnet, de façon à lui épargner même les mouvements nécessaires à la satisfaction des besoins naturels. En même temps, les plus grandes recommandations furent faites, accompagnées de l'exposé complet des conséquences où pouvait entraîner une imprudence.

Le thermomètre fut placé matin et soir dans l'aisselle et la température exactement reconnue. Malheureusement la courbe a été perdue, mais mes souvenirs sont fort exacts sur tout ce qui va suivre.

Le premier jour tout se passa bien, puis la température s'éleva à 39°, où elle resta pendant quatre ou cinq jours, après quoi elle reprit le niveau de la santé.

Le genou n'était pas douloureux, et cependant on ne tarda pas à acquérir la certitude qu'il suppurait, grâce à l'odeur fétide qui se fit sentir et au liquide qui souilla le bandage. Je me contentai de faire arroser l'appareil avec de l'essence de lavande pour dissimuler autant que possible les émanations qui incommodaient les voisins.

Vers le vingtième jour, la température fit un saut brusque à 39° et plus et le pouls s'accéléra; les choses restèrent pendant quatre ou cinq jours dans cet état, et j'étais résolu, quoique à mon grand regret, à défaire le bandage, lorsque tout rentra dans l'ordre.

Évidemment les accidents étaient conjurés, et chose singulière, l'odeur repoussante des premiers jours disparut faute d'aliment.

Ce n'est que cinquante-trois jours après l'accident que je crus pouvoir lever l'appareil en toute sécurité, et je constatai l'état suivant :

Le genou n'était pas tuméfié et avait gardé sa forme nor-

male, avec cette particularité que la rotule paraissait nota-
blement plus large, séparée qu'elle était en trois fragments :
l'un supérieur représentant un tiers de l'os et limité en bas
par un trait de fracture presque horizontal ; les deux autres
représentant une moitié chacun du reste du sésamoïde
et séparés par un trait vertical. Les trois fragments étaient
solidement unis par des cals fibreux. A la place de la
plaie s'élevait une petite masse de bourgeons charnus au milieu desquels je trouvai, vivant encore, deux petites esquilles
de tissu spongieux.

Quelques jours suffirent à l'élimination complète de ces
esquilles et à la guérison totale de la plaie. Au bout de ce
temps, deux mois à peine, je pus faire exécuter à l'articulation des mouvements étendus, et je permis au malade de se
lever.

Trois mois après son accident, il quittait mon service boi-
tant à peine. Je l'ai récemment présenté à la Société des
sciences médicales, et l'on a pu constater que malgré le par-
tage de sa rotule en trois fragments il jouit de l'intégrité de
tous ses mouvements et que son membre n'a rien perdu de
sa force ; il saute sans peine à cloche-pied.

Cette observation est d'une grande importance, parce qu'elle
démontre qu'il ne faut pas désespérer d'un membre quand
même le traumatisme a profondément atteint la rotule, parce qu'elle fait passer le bandage inamovible et occlusif au
premier rang des moyens capables de préserver le genou des
dangers de l'arthrite suppurée.

J'avais dès le début une telle idée de l'efficacité de ce
moyen que j'ai résisté en quelque sorte aux indications ther-
mométriques, et que j'ai réalisé avec le plus heureux succès
la plus longue occlusion qui ait peut-être été signalée jusqu'ici.

Ce point de thérapeutique serait de la plus haute importance, parce que le champ de la chirurgie conservatrice s'étend en raison directe des moyens dont elle dispose, et si l'occlusion prolongée et immobilisatrice se montre plus efficace que les autres modes de traitement, il en résultera qu'avec elle on pourra tenter des conservations de plus en plus hardies.

Malheureusement je ne connais que le fait que je viens de raconter où elle ait été employée à fond, si je puis ainsi parler, et il est possible qu'un insuccès prochain vienne démentir les espérances qu'elle m'a données. Néanmoins les analogies lui sont favorables, et l'on peut voir chaque jour les services qu'elle rend dans les traumatismes d'articulations plus petites. C'est dans tous les cas le premier des moyens à employer, quitte à recourir aux autres si les indications changent.

Les autres moyens de la chirurgie conservatrice sont en somme assez restreints et se bornent aux grandes incisions et au drainage, tous moyens de soutirer facilement et complètement à l'articulation malade le pus qui y stagne et peut s'y putréfier.

L'observation suivante montre bien les avantages de cette méthode ; mais il ne faut pas oublier que l'observation n° II est un exemple frappant de son impuissance.

Obs. V. — Jeanne P..., domestique, vingt-cinq ans, entre à l'Hôtel-Dieu le 26 mai 1872, pour une fistule ouverte à la partie externe de la cuisse droite, à environ 15 centimètres au-dessus du genou. Cette fistule remonte à un an et demi, et elle s'est ouverte après une période de douleurs sourdes s'irradiant au genou et à la partie supérieure de la jambe.

Un stylet introduit dans cette fistule pénètre à 4 cen-

timètres, mais n'arrive sur aucune surface osseuse ; je diag-
nostique une fistule atteignant l'aponévrose et entretenue
par les mouvements auxquels la malade s'est livrée jusqu'ici,
sans la moindre gêne. Dans cette idée, après avoir cautérisé
le trajet au nitrate d'argent, j'immobilise la jambe dans une
gouttière de Bonnet. Le 10 juillet, la fistule parut cicatrisée.
Aussitôt le genou gonfla et devint le siége d'un épanchement
évident. Le 16 juillet, la fistule se rouvre de nouveau et
laisse échapper un pus séreux, en même temps le genou se
réduit.

Le soupçon me vint alors d'une fistule ayant son origine
dans l'article, mais je ne m'y arrêtai pas, en songeant com-
bien l'orifice en était loin, et avec quelle facilité la malade avait toujours marché.

Je revins à une nouvelle cautérisation qui fut pratiquée le
2 août et cette fois avec le fer rouge. Jusqu'au 11, tout se
passe bien, mais ce jour-là un frisson violent se déclare et le
genou se tuméfie tout en devenant le siége d'une violente
douleur. Il n'y a plus à douter cette fois, la fistule conduit
bien à l'article, et une arthrite suppurée vient de se déclarer.
Je n'hésite pas alors à ouvrir largement le genou par deux
incisions : l'une à un centimètre du bord interne de la rotule
de ce bord, l'autre à deux centimètres plus en dedans. Mon
index plongé sous la rotule perçoit les saillies fémorales, le
poli des cartilages, etc.

Aussitôt après cette ouverture, la fièvre tombe, les accidents
locaux s'amendent et la guérison, favorisée par des lavages
très-soignés, marche sans encombre. Le 25 octobre, la malade se sent si bien que malgré mes conseils de prudence
elle veut absolument quitter l'Hôtel-Dieu : je ne l'ai plus
revue.

Si j'ai cité ce fait un peu en dehors, par son origine spontanée, du cadre que je me suis tracé, c'est pour montrer de quelle ressource peuvent être les grandes incisions dans les cas d'arthrite suppurée. Cependant voici un cas de plaie pénétrante où je n'ai pas eu beaucoup à m'en louer.

Obs. VI. — Claude T..., trente-six ans, journalier, reçoit le 3 novembre 1866, sur le devant de la cuisse droite, à 6 centimètres au-dessus de la rotule, le choc du bord angulaire d'un énorme cylindre de fonte. Il en résulte une solution de continuité de 2 à 3 centimètres dont la profondeur est impossible à apprécier. Immédiatement, hémorrhagie assez abondante, tamponnement de la plaie, puis pendant cinq ou six jours pansements assez grossiers. Le 13 novembre, entrée à l'Hôtel-Dieu.

La plaie présente des bords tuméfiés et suppure, tout autour d'elle la peau est décollée par deux clapiers d'où s'écoule un pus séreux dont la quantité est peu en rapport avec l'étendue de la plaie. Dès ce moment on soupçonne l'ouverture de l'article, et cette opinion semble justifiée par l'aspect du malade dont le teint est terreux, l'œil un peu éteint, la langue sèche ; et qui a éprouvé quelques accès de fièvre mal caractérisés ; cependant, le genou, bien qu'un peu gonflé, n'a pas perdu ses formes, et il n'est que peu douloureux même quand on lui imprime des mouvements.

En pareil cas l'exploration doit être prudente, car il importe de ne pas créer ce que l'on redoute, la communication de la plaie avec l'article ; aussi je me borne à immobiliser le membre dans une gouttière, à couvrir le genou de cataplasmes et j'attends. Peu à peu les accidents s'aggravent, et le 20 novembre, le genou se tuméfie tellement que le doute n'est plus permis ; en même temps les clapiers s'agrandissent et les accès de fièvre éclatent plus violents. En intro-

duisant le doigt dans la plaie, je ramène une petite esquille
que son exiguité m'empêche de rapporter à aucun point du
fémur bien déterminé. Je traverse les clapiers par des drains,
puis je pratique une large incision qui descend jusque sur
le bord interne de la rotule. Un flot de pus s'échappe à travers l'ouverture. Nous étions en 1866, la chirurgie était
moins conservatrice qu'aujourd'hui, les effets heureux du
drainage et des larges ouvertures ne s'étaient pas produits,
la résection du genou était en grande faveur. Je crus devoir
la proposer au malade qui la refusa ; deux jours après, lorsqu'il s'y décida, un vaste abcès fusant vers la tête du péroné
la rendait impossible, je dus me résoudre à l'amputation de
la cuisse, qui malheureusement donna lieu à une pyohémie
mortelle.

Ce fait est intéressant à deux points de vue : il montre le
peu d'efficacité d'une amputation tardive, mais surtout il
est un bon type d'une forme insidieuse et grave de traumatisme du genou.

Un corps d'un très-grand poids coupe, en tombant par
angle, toutes les parties molles, et de plus, il contusionne
l'os au point de rendre nécessaire l'élimination d'une esquille.
A première vue, il faut se défier beaucoup d'un semblable
accident, il développe ses conséquences lentement mais sûre-
ment, et la lésion osseuse devient l'épine qui tôt ou tard
amènera l'arthrite. A l'heure qu'il est, avec toute la confiance
que j'ai dans l'occlusion, je ne sais pas si j'y aurais recours
plutôt qu'à l'amputation, dans le cas où j'acquerrais la con-
viction d'une atteinte portée sur l'os à travers la synoviale
articulaire. Malheureusement cette précision de diagnostic,
qui serait si utile pour prendre une détermination, toujours
de la plus haute gravité, est à près impossible, et il est
défendu au chirurgien de chercher à l'acquérir. C'est une

particularité commune aux plaies du genou et à celle de la plupart des grandes cavités séreuses que toute exploration poussée d'une manière indiscrète y soit fort dangereuse et qu'il faille s'arrêter dans ses recherches, alors même que celles-ci pourraient avoir sur la thérapeutique une influence décisive. Il me paraît donc conforme à la prudence de s'éclairer par les commémoratifs, puis de se décider à l'action ou à l'expectation.

La règle générale, dans les plaies du genou, c'est qu'elles occupent la face antérieure de la jointure ; cependant on en peut rencontrer qui lèsent l'article à sa face postérieure, et ce ne sont pas les moins graves. J'ai eu l'occasion d'observer récemment une des plus désastreuses qui se puisse rencontrer.

OBS. VII. — Le 2 decembre, je fus appelé dans le Bugey, sur des montagnes élevées, où l'air est admirablement pur, pour un ouvrier qui s'était laissé prendre par l'arbre de couche d'une machine à vapeur et avait été contraint, dans son mouvement de rotation, de passer plusieurs fois dans un espace très-resserré. Probablement, dans un de ces passages, le membre inférieur fut pris à contre-sens, et le genou dut se fléchir suivant un sens inverse à celui de ses mouvements naturels. C'est pour moi la seule manière d'expliquer une large plaie transversale qu'il porte au jarret gauche, à travers laquelle on aperçoit tous les muscles qui limitent le creux poplité, les vaisseaux intacts et les capsules articulaires largement déchirées, ainsi que les ligaments croisés. En même temps et par le fait de ces désordres, la jambe est, par rapport à la cuisse, dans un état de mobilité impossible, c'est une vraie jambe de polichinelle.

Dans un cas pareil, je n'aurais pas hésité à amputer la

cuisse, si d'autres lésions du ventre et du thorax ne m'avaient
retenu ; mais le malade a assez vécu pour que la gangrène
de la jambe se soit produite, et ait montré qu'une plaie pénétrante de cette nature ne saurait être justiciable de la chirurgie conservatrice.

Restent enfin les plaies pénétrantes du genou qui se com-
pliquent de la présence d'un corps étranger ; pour celles-ci, il
n'est pas de ressource en dehors de la résection et de l'amputation, et l'une ou l'autre doivent être pratiquées dès que le
diagnostic est établi ; le corps étranger fut-il très-petit, la
règle reste la même comme le démontre l'observation suivante, très-probante sur ce point.

Obs. VIII. — Le 17 avril 1870, un jeune homme de dix-
sept ans s'amusait à tirer à la cible avec un fusil chargé à
gros plomb, lorsqu'un de ses compagnons l'atteignit d'un
coup de feu à la face interne de la cuisse droite un peu au-
dessus de l'articulation du genou. Sans être très-vive, la
réaction fut immédiate et persistante, une sorte de fièvre
hectique se déclara avec exaspérations vespérales, et son médecin, soupçonnant quelques complications du côté de l'article, nous l'adressa.

A son entrée dans le service, nous constatons une plaie
de deux travers de doigt, à peu près circulaire, située au-
dessus du genou et pénétrant dans les masses charnues du
vaste interne. Tout autour de la plaie la peau est criblée de
petits trous faits par des plombs écartés, et dont plusieurs
ont leurs trous de sortie à la face externe. Le genou quoi-
qu'un peu tuméfié n'est pas douloureux; ni la percussion de la
rotule, ni les mouvements n'y éveillent de sensations très-
pénibles. C'est le 21 avril que se font ces constatations.

Jusqu'au 28, les choses se passent assez bien, et la fièvre

se calme. Plusieurs fois des plombs se sont retrouvés dans les pièces du pansement.

Le 28, un violent frisson éclate, après lequel l'hésitation n'étant plus permise, nous pratiquons l'amputation.

A l'autopsie du membre, nous trouvons l'articulation perforée en trois ou quatre points, et autant de grains de plomb répandus dans sa cavité en suppuration. La filiation des accidents était claire, l'arthrite s'était développée autour des plaies et grâce à la présence des plombs; la résorption purulente avait été la conséquence de l'arthrite.

L'amputation n'enraya pas la pyohémie, et une fois de de plus fut démontré le peu de succès des amputations tardives.

Tels sont les faits que nous avons observés et d'après lesquels nous pouvons établir les conclusions suivantes :

1° Une plaie pénétrante de l'articulation du genou, si elle est faite par un instrument piquant et sans complication, est sans danger, pourvu qu'on la laisse se cicatriser dans l'immobilité et le repos.

2° La même plaie peut donner lieu aux arthrites les plus redoutables si elle n'est pas ou est mal soignée.

3° Les dangers de l'arthrite sont en raison directe de l'étendue de la plaie et des difficultés qui empêchent celle-ci de se réunir par première intention.

4° Les complications qui portent sur les os sont extrêmement graves. Toutefois les fractures de la rotule, si compliquées qu'elles soient, ne doivent pas, si elles sont seules, commander l'amputation et la résection.

5° La présence des corps étrangers, si petits qu'ils soient, entraîne l'arthrite et ses conséquences possibles, et commande l'amputation ou la résection.

6° Toutes choses égales, les plaies postérieures paraissent plus graves que les plaies antérieures, à cause de la densité des tissus, de leur nombre, de la présence des vaisseaux, etc.

Ces conclusions découlent d'observations recueillies dans un hôpital, c'est-à-dire dans un milieu peu favorable à la chirurgie conservatrice ; si elles sont vraies pour ce milieu, à plus forte raison le seront-elles pour les milieux dits salubres. Puissent-elles être utiles à mes confrères qui pratiquent à la campagne, car ils ne doivent pas oublier, eux qui sont appelés à donner les premiers soins, que de l'opportunité de leur décision dépend le sort du membre et souvent la vie du blessé.